NOUVEAUX

APPAREILS PNEUMATIQUES

POUR ADMINISTRER

LE BAIN D'AIR COMPRIMÉ

PAR

LE Dᴿ J. A. FONTAINE

PARIS

GERMER-BAILLIÈRE, LIBRAIRE-ÉDITEUR

17, RUE DE L'ÉCOLE-DE-MÉDECINE, 17

—

1872

NOUVEAUX

APPAREILS PNEUMATIQUES

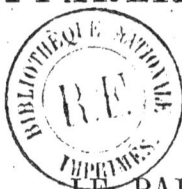

POUR ADMINISTRER

LE BAIN D'AIR COMPRIMÉ

PAR

LE DR J. A. FONTAINE

PARIS

GERMER–BAILLIÈRE, LIBRAIRE ÉDITEUR

17, RUE DE L'ÉCOLE-DE-MÉDECINE, 17

1872

Dans sa séance publique du 22 mars· 1852, l'Académie des sciences adoptant les conclusions d'une Commission composée de MM. Velpeau, Flourens, Roux, Andral, Rayer, Magendie, Lalleman, Duméril et Serre, chargée dans la distribution des prix Montyon de désigner les travaux de médecine et de chirurgie dignes de récompense, décernait à M. Tabarié une récompense de deux mille francs et une autre également de deux mille francs à M. Pravaz pour les premières applications de l'air comprimé aux traitements des affections dont « les organes de la respiration peuvent être le siége. »

C'était le premier encouragement officiel accordé à la thérapeutique pneumatique. Depuis, un certain nombre de médecins se sont exclusivement consacrés — à l'étranger surtout — à l'emploi de l'air comprimé comme agent thérapeutique, et il existe actuellement en Allemagne, en Suède, en Danemark et en Russie de nombreux établissements médico-pneumatiques.

Les plus célèbres sont ceux de M. Rud de Vivenot, à Vienne, et du docteur Sandhal, à Stockholm. Dans ce dernier, subventionné par la Diète, plus de 80 000 bains déjà avaient été administrés en 1868. On cite les établissements pneumo-thérapiques du docteur Lange dans le Holstein, et en Écosse, celui de MM. Mac Lead et Simpson. En France, où elle a pris naissance, la médecine pneumatique ne paraît pas jouir d'une aussi grande faveur qu'en Allemagne ; les établissements les plus connus sont ceux de M. Bertin, professeur agrégé à la Faculté de Montpellier et de M. Pravaz, à Lyon. C'est au docteur Bertin que sont dues les observations les plus nettes, les plus précises et les plus concluantes qui aient été publiées sur les effets thérapeutiques de l'air comprimé[1].

La pneumo-thérapie n'a pour ainsi dire pas rencontré de détracteurs ; tous les cliniciens qui ont employé le bain d'air comme agent thérapeutique s'accordent à lui reconnaître une grande efficacité dans le traitement de l'*asthme catarrhal*, du *catarrhe chronique* et de l'*emphysème pulmonaire* — guérison dans la grande majorité des cas et toujours amélioration. — Les *bronchites chroniques*, les *engorgements pulmonaires*, les *laryngites chroniques*, l'*emphysème vésiculaire* guérissent fréquemment aussi sous l'influence de bain d'air et sont en tout cas presque toujours amendés ; de plus, ce qui paraît autrement important, quelques praticiens d'un savoir incontesté viennent affirmer, s'appuyant sur de nombreuses observations, que le bain d'air comprimé guérit *quelquefois* la phthisie pulmonaire au 1ᵉʳ et 2ᵉ degré et réussit *souvent* à en enrayer la marche. Ceci admis : le bain d'air comprimé souverain ou au moins utile contre la plupart des affections chroniques des voies respiratoires, c'est-à-dire des affections qui en temps ordinaire fournissent le plus gros contingent aux bulletins de mortalité : comment expliquer que ce mode de traitement ne se soit pas vulgarisé davantage ? Comment n'est-il pas dans la pratique en plus grande faveur auprès du corps médical ? Comment dans une grande ville comme Paris n'existe-t-il que deux ou trois établissements pneumo-thérapiques, quand les maladies justiciables du bain d'air y sont si nombreuses ?

La réponse est bien simple : le bain d'air comprimé n'a pas pris dans la thérapeutique usuelle la place importante à laquelle son efficacité dans le traitement des affections pulmonaires chroniques semble lui donner droit, parce que : 1° il n'a pas encore eu la consécration de l'*expérimentation à l'hôpital* qui seule peut, grâce à la critique qu'engendrent les recherches publiques et contrôlées, déterminer sa valeur réelle et permettre d'en formuler avec le mode d'emploi les *indications* et *contre-indications* ; 2° parce que les

---

1. *Étude clinique de l'emploi et des effets de l'air comprimé dans le traitement des maladies de poitrine.* A. Delahaye. 1868. Paris.

procédés actuellement en usage pour l'administrer sont *compliqués* et *coûteux*. Il faut pour comprimer l'air une machine à vapeur et par suite un mécanicien pour la chauffer et la diriger. Il faut des aides pour chaque cloche on baignoire surveillant le manomètre et dosant la pression. Il faut pour que l'air ait la température voulue employer en été un réfrigérateur, et en hiver un calorifère; le premier pour absorber la chaleur de compression que l'air dégage dans le corps de pompe et le second pour l'augmenter. Si l'on ajoute à cela les frais d'installation et la nécessité d'un personnel médical, on comprend facilement que le traitement des établissements médico-pneumatiques, efficace seulement lorsqu'il est suffisamment prolongé, n'est pas actuellement accessible aux malades de la classe ouvrière au sein de laquelle cependant les affections pulmonaires sont malheureusement très-communes.

De plus, ces procédés sont *défectueux*, car la température de l'air comprimé, température calculée à l'avance et obtenue artificiellement, ne saurait indifféremment être la même pour tous les malades, ni pendant toute la durée du bain. Certains d'entre eux, sous l'influence sédative de l'air comprimé, éprouvent une sensation de froid, malgré la légère augmentation de température qui résulte de la compression de l'air par l'air, sensation désagréable et qui peut être quelquefois nuisible. D'autres, au contraire, éprouvent la sensation inverse. Aussi serait-il désirable de pouvoir faire varier la température du bain pendant le bain, suivant l'impressionnabilité du malade à la chaleur et au froid.

Le traitement pneumatique a contre lui actuellement : l'indifférence du corps médical qui ne se sent pas suffisamment éclairé, faute d'expérimentation officielle pour le préconiser et l'employer dans la pratique usuelle, le prix élevé du bain d'air, et enfin certaines imperfections de son mode d'administration; mais en revanche, il aurait cette précieuse propriété de guérir *très-souvent* l'asthme catarrhal, le catarrhe chronique et l'emphysème pulmonaire; de soulager *presque toujours* et de guérir quelquefois la plupart des autres affections chroniques[1] de la poitrine, la phthisie pulmonaire comprise et certaines névroses de la respiration exceptées.

Convaincu par la lecture de nombreuses observations de guérison, publiées par MM. Pravaz, père et fils, Sandhal, Rud de Vi-

---

1. Bertin. Ouvrage cité. Observations 75 et suivantes jusqu'à et y compris la 103e.

venot et Eugène Bertin, de l'efficacité réelle du bain d'air comprimé, je me suis proposé de construire un compresseur automoteur qui permette d'administrer le bain d'air aussi *simplement* et à aussi *bon marché* que le *bain ordinaire* d'eau tiède.

Mes efforts n'ont pas été stériles, et je donnerai plus loin la description d'un appareil pneumo-hydraulique qui satisfait à ces deux conditions. Ce appareil n'est autre qu'un transformateur de pression, et la pression transformée est celle des distributions d'eau qui sont concédées dans le plus grand nombre des hôpitaux gratuitement ou semi-gratuitement.

En grande partie construit en fonte, cet appareil sera peu coûteux, et comme il simplifie de beaucoup le système de mise sous pression des malades dans les cloches ou baignoires, je crois pouvoir dire qu'il est tout indiqué pour l'expérimentation à l'hôpital, de la méthode pneumatique. Placé sur le trajet d'une conduite d'eau et communiquant d'autre part avec l'égout, ce transformateur *met en mouvement une soufflerie qui distribue par des conduites de l'air comprimé avec autant de régularité que le gazomètre et le réservoir distribuent leur gaz d'éclairage et leur eau.*

L'administration du bain comprend la compression de l'air et la mise sous pression du ou des malades. On sait que la mise sous pression a lieu dans l'appareil Tabarié : une chambre en fer battu munie d'un tambour de communication, de fenêtres à verres épais et résistants et dont la porte se referme par l'excès de la pression intérieure sur la pression qu'elle supporte extérieurement. Une conduite y amène l'air sous pression dont la température a été artificiellement élevée ou abaissée, suivant la saison ; une autre sert au dégagement de l'air chargé des produits de la combustion pulmonaire et de la transpiration pulmonaire et cutanée. Le bain dure deux heures ; il se divise en trois stades : 1° accumulation de l'air, une demi-heure ; 2° pression constante avec ventilation, une heure ; 3° dilatation de l'air, une demi-heure.

Le malade revient lentement à la pression atmosphérique comme il a atteint lentement la pression prescrite. La pression intérieure est mesurée à l'aide d'un manomètre, et l'opération de mise sous pression est dirigée par un aide. Les pressions employées varient entre 15 et 30 centimètres de mercure. Les chambres à air ou baignoires que je propose (voyez fig. 2), sont en beaucoup de points identiques à celles généralement employées, mais elles en diffèrent en ce que l'air y est distribué par deux robinets d'air : un d'air chauffé et l'autre d'air n'ayant que le faible accroissement de température que lui donne la compression — pendant l'hiver; un d'air refroidi et l'autre n'ayant que le faible accroissement de température que lui donne la compression — pendant l'été. Il est facile de concevoir que, disposant de deux veines gazeuses de températures différentes, le baigneur peut toujours donner au malade qu'il met sous pression et surveille à travers un œil-de-bœuf vitré la température qu'il désire; de plus, le malade peut prendre son bain lui-même. Les premiers bains doivent être surveillés, cela est inutile lorsque le traitement dure depuis quelques jours. Les veines gazeuses de températures différentes, débitées (voir la fig. 2) par les tuyaux E et E', viennent se confondre dans le manchon E″ pour de là se répandre dans la baignoire. En dessous de ce manchon, un vase métallique non indiqué dans la figure recueille la vapeur d'eau qui dans certaines conditions hygrométriques se condense sur ses parois. E‴ représente le tuyau de ventilation. Les clefs des robinets des trois tuyaux sont munies d'aiguilles indicatrices, qui se meuvent avec elles sur des cadrans gradués. Je dirai plus loin dans quel but.

Le transformateur A met en mouvement (voyez fig. 1) une machine soufflante, laquelle insuffle et comprime de l'air à trente-cinq centimètres de mercure dans un réservoir qui ne présente rien de particulier et pour cette raison n'a pas été dessiné. De ce réservoir part une conduite unique sur laquelle se trouve un régulateur qui débite l'air à une pression de $\frac{2}{5}$ d'atmosphère. Cette conduite se divise ensuite en *deux* branches maîtresses qui fournissent à chaque baignoire les tuyaux E et E'. Une de ces branches maîtresses rencontre sur son chemin un cylindre ou tonneau revêtu de feutre intérieurement et y décrit de nombreux tours de spire. L'air qui traverse ce serpentin est pendant l'été refroidi par la glace qu'on jette dans le tonneau, et pendant l'hiver par l'air chaud du calorifère auquel un registre donne accès.

On verra plus loin que la machine soufflante ne fonctionne que par intermittence; cependant le débit des robinets dans les baignoires est constant. Cela tient à ceci : le réservoir est assez grand pour que chaque action intermittente de la machine suffise à ramener l'air qu'il contient à la pression manométrique de 35 centimètres de mercure, et à cela que le temps qui s'écoule entre deux actions intermittentes n'est pas assez long pour que cette pression devienne inférieure, même tous les robinets de débit ouverts à $\frac{2}{5}$ d'atmosphère ou 30 centimètres de mercure, pression sous laquelle le régulateur distribue l'air comprimé. Il y aura donc

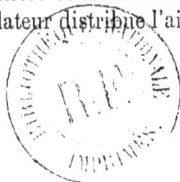

dés variations de pression dans le réservoir, mais il n'y en aura pas dans les conduites entre le régulateur et les robinets des baignoires. De plus, on le verra, la machine soufflante n'entre en mouvement que lorsque la pression baisse dans le réservoir et comme cet abaissement de pression est la conséquence du débit de l'air comprimé dans les baignoires, on peut dire que la machine au sous-sol fonctionne sous la commande du robinet des baignoires.

MACHINE SOUFFLANTE.

Figure 1.

Cette machine est mise en mouvement par la pression d'une distribution d'eau. Cette pression n'est pas utilisée directement : transmise à l'air qui forme ressort lorsqu'il est comprimé, elle agit sur le piston d'un cylindre à double effet. Le cylindre de la soufflerie P a la même longueur que le cylindre C du piston moteur. L'air comprimé débité par le tuyau B est distribué par un tiroir à coquille et agit *sans détente* comme le montre la figure 1, ou par un tiroir à recouvrement T (*figure supplémentaire*), qui permet la détente au milieu de la course.

Ce dernier système est incontestablement le meilleur, car il utilise toute la pression de l'eau : par pression simple, pendant la première moitié de la course, et par détente de pression emmagasinée pendant la seconde.

Le mouvement du tiroir (fig. 1) est réglé par la saillie p de la tige commune des pistons qui, lorsque ces derniers sont presque à moitié course, pousse devant elle le levier R et l'amène à la fin de la course à la position r'. La normale étant dépassée, le levier entraîné par le poids de son disque bascule et pendant sa bascule entraîne avec lui la tige ouverte o, qu'une charnière à mouvements limités relie à la tige du tiroir. Ce dernier se meut alors brusquement, et démasquant la lumière qui correspondait avec l'exhaustion, il la met en communication avec la boîte de distribution. L'inverse a lieu pour l'autre lumière.

Pendant le mouvement de droite à gauche de la tige commune des pistons, c'est la saillie p' qui rencontre le levier R et détermine le jeu du tiroir.

Le tiroir à recouvrement T est mis en mouvement par le même système, — brusque bascule à la fin de la course du piston, — mais la clôture de la lumière d'introduction d'air qui a lieu au milieu de la course, est produite par un petit ressort à boudin qui se détend aussitôt que le levier R se met en mouvement poussé par une des saillies p,p'. Ce moment correspond presqu'au milieu de la course du piston ; on voit donc que la détente agit pendant plus de la moitié de la course.

Les dimensions des deux pistons, — piston moteur et piston souffleur, — se déterminent par le calcul en prenant pour base la pression *moyenne* de la distribution d'eau. Ces pressions sont nécessairement très-variables, surtout celles des eaux qui servent à l'arrosage et alimentent les fontaines publiques.

Le générateur d'air comprimé ou transformateur A — appareil d'une extrême simplicité — est une pompe de compression à simple effet dont le piston est remplacé par la colonne d'eau sous pression qui, en la pénétrant et en la remplissant, comprime l'air qu'elle contient et le chasse par le tuyau B dans la boîte de distribution du cylindre C ; et en se vidangeant par le tuyau U qui va à l'égout aspire une nouvelle quantité d'air qu'un nouveau et égal volume d'eau sous pression va comprimer et chasser dans la boîte à tiroir du cylindre moteur.

L'admission et la vidange de l'eau, de même que l'aspiration et l'expiration de l'air, sont réglés par l'action automatique d'un flotteur F sur un balancier L, lequel contient un boulet plein qui peut passer d'un bras dans l'autre.

Lorsque l'eau pénètre dans le corps de pompe, l'orifice du tuyau de vidange U est fermé par le tiroir n et l'obturateur m intercepte toute communication avec l'air extérieur — c'est la position dessinée. — Cette eau, en s'élevant dans le corps de pompe, — je fais momentanément abstraction du phénomène de compression — soulève le flotteur F, lequel est, suivant son axe, percé d'un petit canal que traverse la tige E. Les rapports entre le poids et le volume de ce flotteur sont calculés de telle façon que sa force ascensionnelle lorsqu'il est complétement *immergé dans l'eau* est suffisante pour soulever la tige E et le bras chargé du boulet du balancier L; de même que son poids réel *dans l'air* additionné à celui de la tige E est suffisant pour abaisser le bras vide du balan-

cier et pour en élever par conséquent le bras chargé. Le flotteur dépasse le niveau du liquide jusqu'à ce qu'il rencontre l'arrêt c; — son
mouvement d'ascension s'interrompt alors, mais l'eau qui continue
à s'élever l'a bientôt entièrement immergé; ayant acquis à ce moment toute sa force ascensionnelle, il reprend son mouvement
d'ascension, élevant avec lui la tige E et le balancier L, et sa surface supérieure presque affleurée par le niveau du liquide, mais
comme le moment précis où il vient avec l'eau rencontrer la paroi
supérieure de la pompe est celui où le balancier, soulevé par le
bouton a, a dépassé l'horizontale et pris la position u, le boulet
change de bras et par suite le balancier bascule pour se placer
dans la position yz. Pendant cette bascule, le galet f entraîne par
son bras vertical e la crémaillère horizontale M de droite à gauche.
Les premières dents de cette crémaillère viennent alors engrener
le pignon h dont l'axe pénètre dans un renflement du tuyau B,
y meut un papillon faisant corps avec lui et en *ferme la lumière*[1];
les autres dents engrènent le pignon O, lequel actionne la crémaillère de la tige N, d'ou l'élévation de l'obturateur m et du tiroir n
et, conséquemment, *introduction* de l'air dans l'appareil sur les
côtés de la tige N, *clôture* de l'orifice d'admission et *ouverture* de
celui de vidange.

Il en résulte que l'eau sous la pression ordinaire s'écoule et se
rend à l'égout par le tuyau U. Comme ce tuyau est de gros calibre,
la vidange ne dure que peu de temps. Aussitôt que le flotteur qui
n'a plus rien à supporter, puisque le boulet passé dans le bras
opposé du balancier supporte la tige E — le prolongement g étant
venu se placer *sous* la saillie a' — a perdu sa force ascensionnelle,
il abandonne la paroi supérieure du corps de pompe et l'arrêt c qui
y est maintenu et descend avec l'eau dont il dépasse le niveau. Son
mouvement de descente cesse lorsqu'il rencontre l'arrêt d, mais au
moment où l'eau l'a presque complétement abandonné, son poids
réel ajouté à celui de la tige E suffit pour abaisser le bras vide
du balancier — a' pressant sur son prolongement g — et par
conséquent *élève* le bras chargé du boulet. Le mouvement de descente du flotteur est limité par la rencontre du stuffing box de la
tige E par l'arrêt b, mais comme à ce moment le balancier a pris
la position u', il bascule par suite du déplacement du boulet. Pendant cette bascule le galet l' rencontre par son bras coudé e la cré-

1. On pourrait obtenir le même résultat avec un clapet s'ouvrant de bas en
haut.

maillère M et la replace dans sa position primitive, celle que montre le dessin. Le papillon que porte dans le tuyau B l'axe du pignon *h* se place de champ, mouvement qui *rétablit* la communication entre le transformateur et la boîte de distribution du cylindre et l'obturateur *m* s'*abaisse* ainsi que le tiroir qui par ce mouvement *démasque* l'orifice d'admission d'eau et *ferme* celui de vidange. Une nouvelle quantité d'air a donc été emprisonnée et mise en présence de l'eau qui va le comprimer et le distribuer sur les faces du piston moteur. Il est clair que si le corps de pompe est en vidange il se remettra sous pression aussitôt que le niveau de l'eau sera devenu inférieur à la ligne qui passe par l'arrêt *c*, et puisque l'eau s'écoule nécessairement par son propre poids on peut en conclure qu'au *repos* le transformateur sera toujours sous pression puisqu'il ne peut se remplir sans se vidanger ni se vidanger sans mettre immédiatement une nouvelle quantité d'air sous pression. Le bras coudé *e* et l'arrêt *i* limitent la course de la cremaillère horizontale.

L'élévation de la tige N est limitée par l'arrêt *k* qui vient butter contre sa glissière inférieure.

Sur la droite de la figure se trouve un manomètre où l'on peut lire la pression intérieure et un robinet de purge par lequel on peut faire des injections d'eau bouillante pour nettoyer la boîte à tiroir que les matières organiques tenues en suspension dans l'eau pourraient engorger. Le transformateur tel qu'il est dessiné, se compose d'une seule pompe à simple effet. En accouplant deux pompes fonctionnant alternativement, on pourrait avoir un débit constant d'air comprimé.

FONCTIONNEMENT.

Tout le système se compose : de la machine soufflante, de son réservoir, de la double canalisation d'air à température de compression, et d'air rechauffé ou refroidi, et des baignoires. Pour comprendre le fonctionnement de ce système, il faut d'abord en décrire la mise en charge.

Mise en charge. (La machine soufflante vient d'être mise en place et n'a pas encore fonctionné. Tous les robinets des baignoires sont fermés.)

Si dans ces conditions on ouvre le robinet de la distribution S et celui du tuyau d'alimentation B (fig. 1), le système se *met en charge* de la manière suivante : L'eau comprime l'air dans le transformateur, et cet air aussitôt qu'il a acquis une tension suffisante met en mouvement le piston du cylindre C et par suite celui de la pompe de compression à double effet P, laquelle insuffle de l'air dans le réservoir et la canalisation à laquelle ce dernier donne naissance ; quand l'eau a expulsé tout l'air du transformateur de pression A, elle s'écoule, aspire une nouvelle quantité d'air qu'une nouvelle colonne d'eau comprime et fait travailler sur le piston moteur, ce qui produit un travail identique de compression d'air par le piston de la pompe. Ces phénomènes se reproduisent jusqu'à ce que la *pression de l'air dans le réservoir* soit telle que celle qui s'exerce sur le piston moteur du cylindre C ne puisse plus mouvoir le piston P et vaincre la pression des clapets qui coiffent les tuyaux d'origine de la conduite D. A ce moment, le transformateur contient de l'air comprimé dont la tension est l'expression manométrique de la pression de l'eau. Cet air comprimé exerce toujours sa pression sur une face quelconque du piston moteur. J'ai montré en effet que le levier à disque maintenait nécessairement ouverte une des lumières d'introduction de l'air. Cette pression est équilibrée par celle d'une moindre intensité qui s'exerce sur la surface *plus large* du piston compresseur. Et comme la pression du réservoir est égale à celle du corps de pompe, le clapet d'expiration reste fermé, et la machine soufflante est au repos. J'ai dit que cette pression était de 35 centimètres de mercure environ. A partir du régulateur jusqu'aux baignoires, la pression est constante, 30 centimètres, elle ne peut être supérieure, car l'obturateur du régulateur sollicité par une pression de 35 centimètres est fermé. — Il est maintenant facile de comprendre le fonctionnement du système : les robinets donnent un débit constant, parce qu'aussitôt ouverts ils débitent de l'air qui diminue la pression dans le réservoir et sur le piston compresseur ; mais comme la pression qui s'exerce sur le piston moteur n'a pas varié, l'équilibre est rompu en faveur de ce piston qui se met en mouvement et insuffle à nouveau dans le réservoir l'air ambiant aspiré par la pompe P.

D'où *tendance au rétablissement de l'équilibre rompu.* Mais cet équilibre ne peut se rétablir aussi longtemps qu'il y a des robinets ouverts et la motion des pistons continue. Lorsque tout l'air du transformateur a été employé, celui-ci se vidange et se remet sous pression. Mais pendant ce temps les pistons sont au repos et l'air s'épuise dans le réservoir. Sa tension ne descend jamais au-dessous de 30 centimètres — débit du régulateur, — par suite du rapport établi entre la capacité du réservoir et l'intervalle des actions intermittentes du transformateur. Lorsque l'air comprimé du transformateur remet les pistons en mouvement, la compression qui en résulte ramène la tension dans le réservoir au chiffre initial de 35 centimètres. Comme je l'ai dit, le robinet de l'air chauffé ou refroidi et celui de l'air à la température du réservoir sont ainsi que celui de ventilation, munis d'aiguilles indicatrices faisant corps avec leurs clefs qui indiquent en millimètres carrés leurs sections d'ouverture. Un petit tableau que l'aide sait par cœur et que le malade peut lire sur la paroi de la baignoire, indique pour chaque pression quelles sont les ouvertures que l'on doit donner aux robinets d'air et de ventilation, pour assurer le passage dans l'appareil de la quantité d'air nécessaire à la période de pression fixe.

Si la pression prescrite est par exemple de 2/5 d'atmosphère 30 centimètres de mercure, c'est-à-dire la pression du régulateur, il est évident que l'ouverture du tuyau de ventilation doit être égale à la somme de celles des robinets d'air ; il n'en est pas de même si la pression prescrite est de 25, 20 centimètres ou moins encore, la section d'ouverture du tuyau de ventilation doit être dans ce cas plus grande que celle de l'air qui pénètre dans la baignoire. Cette dernière peut être prise à volonté et à chiffres inégaux sur les deux robinets ; cela permet au malade, comme je l'ai dit, de prendre son bain à la température qui lui plaît.

La force en kilogrammètres de 4 mètres cubes d'eau de l'Ourcq qui coûtent 28 centimes, — 7 centimes le mètre, serait suffisante pour administrer le bain d'air, — 12 mètres cubes sous une pression variant de 15 à 30 centimètres de mercure. Les eaux de l'Ourcq sont employées dans les hôpitaux et à la ville pour élever les monte-charges et l'administration des lignes télégraphiques les utilise pour la poste pneumatique. Elles sont très-abondantes, mais leur impureté les désigne spécialement pour les usages industriels. Comme elles sont pendant l'été, à cause des arrosages, sujettes à de grandes variations de pression, il pourrait arriver que la force motrice devînt inadéquate au travail à produire, pendant certaines heures de la journée. Il faudrait alors fermer le robinet du tuyau B, enlever le bouchon métallique à pas de vis qui ferme le tuyau B, et mettre ce dernier en communication avec le réservoir par une conduite munie d'une soupape s'ouvrant de bas en haut. Les baignoires recevraient alors l'air directement comprimé par l'eau. Avec un transformateur à deux pompes et action alternative on pourrait supprimer le réservoir et on sauverait les pertes de travail — détente de 35 à 30 centimètres de mercure — qui sont la conséquence des intermittences de la soufflerie.

Septembre 1872

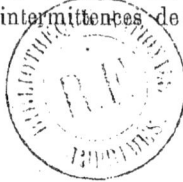

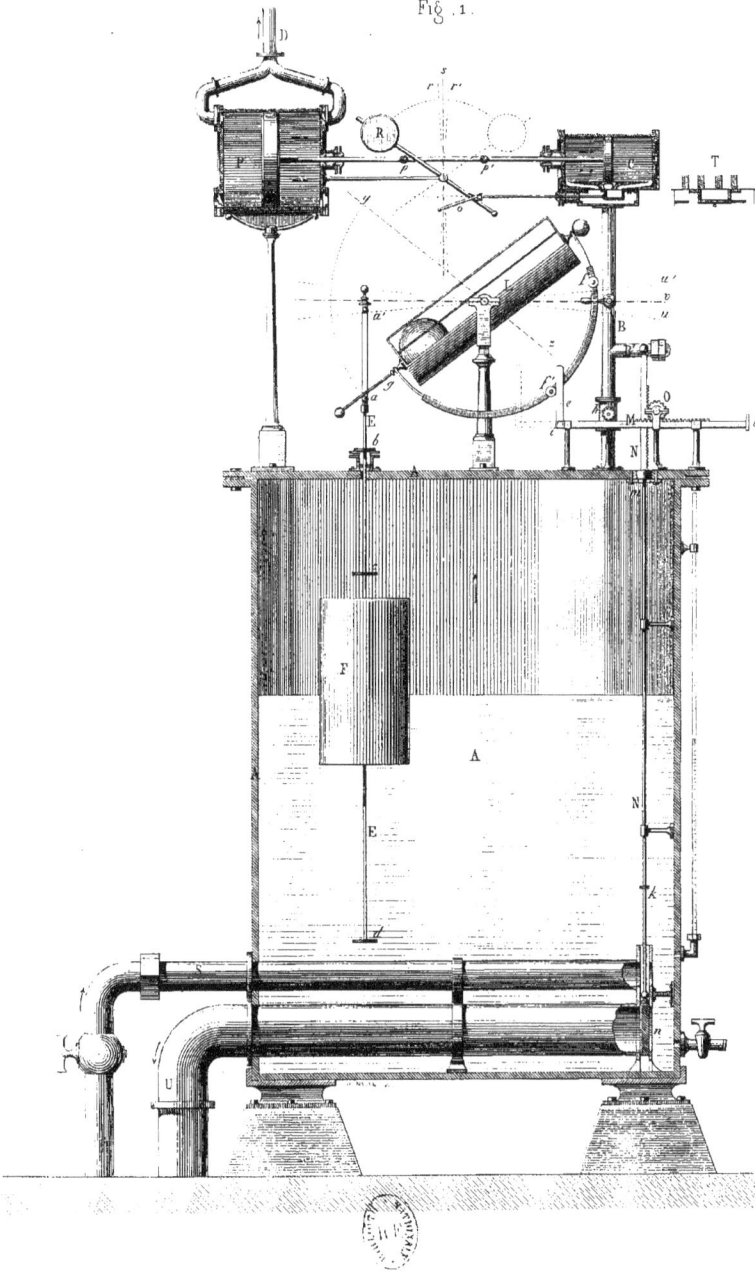

Fig. 1.

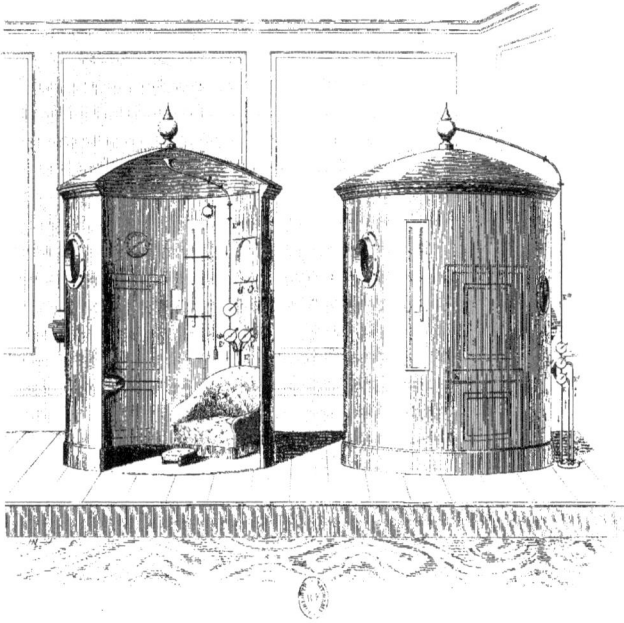

Fig. 2.

PARIS. — TYPOGRAPHIE LAHURE
Rue de Fleurus, 9

PARIS. — TYPOGRAPHIE LAHURE

Rue de Fleurus, 9